KurzCHECK Motorische Entwicklung von Kindern

Anja Mock-Eibeck

2., durchgesehene Auflage

Handwerk und Technik – Hamburg

Vorwort

Dieser KurzCHECK veranschaulicht den Verlauf der normalen motorischen Entwicklung eines termingerecht geborenen, gesunden Kindes von der Geburt bis zur Einschulung. Er ist somit eine praxistaugliche Hilfe für die pädagogische Fachkraft und für Eltern, um Rückschlüsse auf die altersgerechte motorische Entwicklung eines Kindes zu ziehen.

Die Altersangaben stellen dabei keine verbindliche Norm, sondern lediglich eine Richtlinie dar.

Zur Gliederung: Um dem Leser einen guten und schnellen Überblick zu ermöglichen, wurde nur eine Unterscheidung von **Bauch- und Rückenlage** vorgenommen, wichtig sind aber auch die Bewegungen, die ein Kind seitlich ausführt. Daher sind überall **wesentliche Aspekte der seitlichen Position** eingearbeitet.
Sie sollten beim Lesen Beachtung finden, da die seitliche Bewegungsentwicklung die entscheidende Vorbereitung hin zum Laufen ist - so wie die Rückenlage die Hinführung zum Sitzen und die Bauchlage die Vorbereitung zum Krabbeln darstellt.

Die Autorin

Inhalt

Grundsätzliches zur motorischen Entwicklung

Das Gras wächst nicht schneller, wenn man daran zieht. (Spruch aus Afrika)

Die Bewegungsentwicklung verläuft nach gleichbleibenden Gesetzmäßigkeiten, nicht aber nach einem festen Terminplan. **Das Erreichen bestimmter Meilensteine (also entscheidender Fähigkeiten, siehe Seite 8/9) ist dabei wichtiger als der Blick auf das Lebensalter.** Kinder entwickeln sich in ihrem eigenen Tempo, daraus können sich größere Altersunterschiede beim Erreichen einer motorischen Fähigkeit ergeben.

Solange keine Auffälligkeiten in den Bewegungen auftreten, sollte das Kind nicht überfordert werden. Vielmehr soll es Zeit haben, seine motorischen Fähigkeiten ausgiebig zu üben und selbst die nächsten Positionen zu entdecken. Vgl. hierzu das Standardwerk von Emmi Pikler: „Lasst mir Zeit".

Grundsätzlich ist es so, dass die **motorische Entwicklung von oben nach unten verläuft:** Zuerst erlernt ein Kind die Kopfkontrolle, dann lernt es seine Arme und Hände zielgerichtet einzusetzen und schließlich gelingt die Fortbewegung mithilfe der Beine.

Weiterhin entwickelt sich die die Motorik von der **Körpermitte nach außen hin**, d.h., zunächst entwickelt sich eine symmetrische Position, dann gewinnt das Kind Kontrolle über Arme / Beine und schließlich setzt es Finger und Zehen zunehmend zielgerichtet ein.

Die motorische Entwicklung beginnt allerdings schon lange vor der Geburt, schon im dritten Schwangerschaftsmonat bewegt sich das ungeborene Kind im Mutterleib. Nach der Geburt muss es die Bewegungen gegen die ungewohnte Schwerkraft neu koordinieren. Die sich entwickelnde Motorik ist vor allem auch ein **Reifungsprozess**, der ausgehend vom Gehirn über die Nervenbahnen die Muskeln steuert und so Bewegungsfähigkeit und Bewegungsvielfalt ermöglicht. Daraus resultiert: Ein zu großer Ehrgeiz und Übungen von Seiten der Bezugspersonen sind fehl am Platz, denn erst muss das Nervensystem genügend entwickelt sein. Vielmehr sollte das Kind häufig Gelegenheit haben, sich eigenmotiviert auf der Stufe seiner eigenen Fähigkeiten zu erproben.

> **MERKE**
> Bei Auffälligkeiten ist natürlich eine gezielte Förderung durch entsprechend ausgebildete Therapeuten notwendig.

Auch wenn im Folgenden nur die motorischen Anteile der Entwicklung beschrieben werden, soll nicht unerwähnt bleiben, dass auch

- die kognitive Entwicklung,
- die Sinnesentwicklung sowie
- die sozial-emotionale Entwicklung

wichtige Motoren für motorische Entwicklungsfortschritte sind. Das Kind nimmt die Umwelt zunehmend differenzierter wahr, es sieht (hört, fühlt, schmeckt, riecht) Personen und Dinge des Umfelds und versucht, diese zu erreichen. Damit stehen die verschiedenen Entwicklungsbereiche in *wechselseitiger* Abhängigkeit.

Das kognitive BEGREIFEN entsteht somit aus dem wahrnehmendem, motorischen Erleben: **BEGREIFEN KOMMT VON GREIFEN.**

Frühkindliche Reflexe

Definition: Ein Reflex ist eine unwillkürliche Reaktion des Körpers auf ein Ereignis. Reflexe sind wiederholt auslösbar und nicht willentlich steuerbar.

Beim Neugeborenen sind die Reflexe ein wichtiger Aspekt bei der Beurteilung seines Gesundheitszustands. Im sogenannten APGAR-Index wird u.a. die Reflexauslösbarkeit schon kurz nach der Geburt überprüft und bei den späteren Vorsorgeuntersuchungen sind die Reflexe ein Parameter bei der Entwicklungsbeurteilung.

Reflexe dienen dem Neugeborenen dazu, sein Überleben in unmittelbarer Nähe der Bezugsperson zu optimieren. Der angeborene **Saugreflex** und der **Suchreflex** beispielsweise sichern die Nahrungsaufnahme und tragen so zum Überleben bei. Später, wenn festere Nahrung den Speiseplan ergänzt, müssen diese Reflexe verschwinden und *willentlich* steuerbaren Bewegungen Platz machen.

Um Bewegung zu entwickeln, müssen auch die anderen, unten genannten Reflexe im Laufe der ersten Lebensmonate zurückgehen, denn nur so können *gezielte* Bewegungen ausgeführt werden.

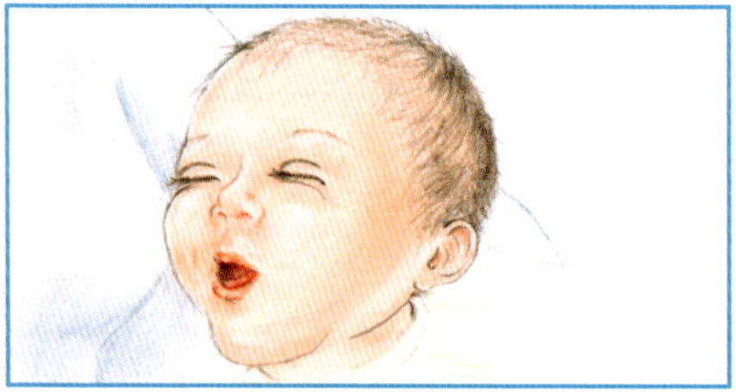

Suchreflex: Bei Berührung der Wange dreht das Kind seinen Kopf in die Richtung (verschwindet nach ca. 3–6 Monaten).

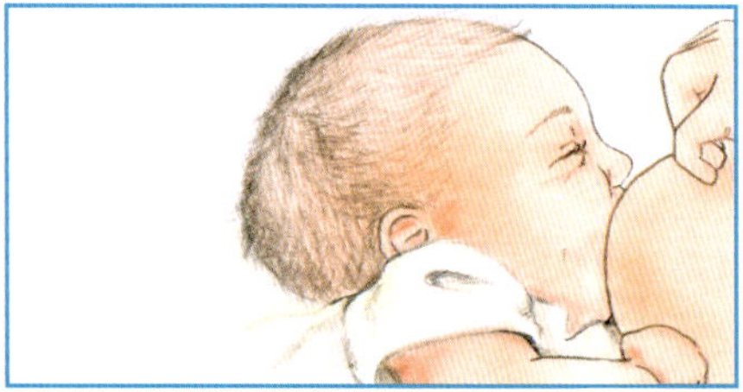

Saugreflex: Bei Berührung der Mundregion beginnt das Kind zu saugen.

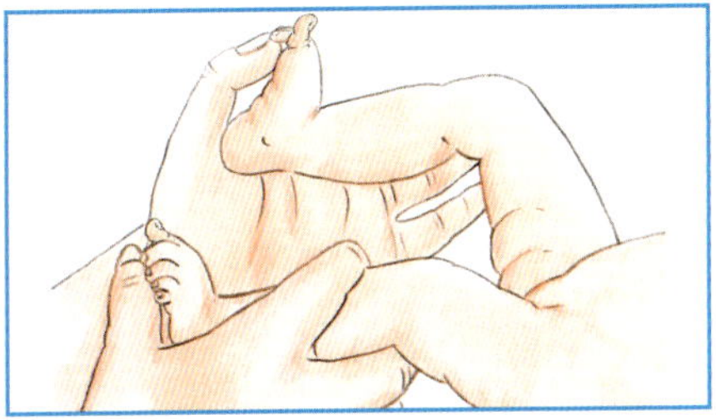

Babinski-Reflex: Bei Berührung der Fußsohle spreizen sich die Zehen (bildet sich zwischen 8. und 12. Monat zurück).

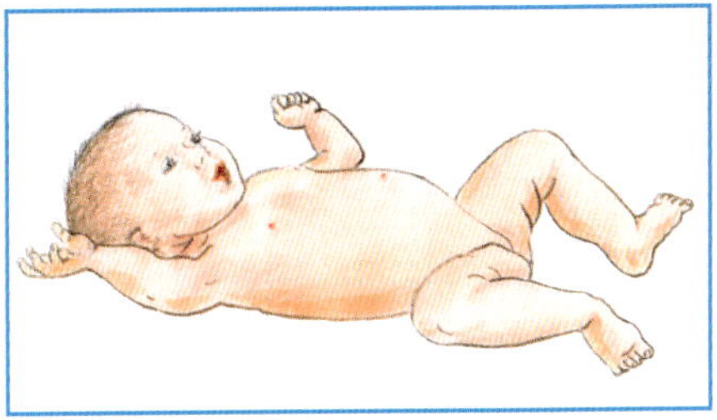

Moro-Reflex: Als Reaktion auf laute Geräusche oder ruckartige Bewegungen strecken sich Arme und Beine nach hinten.

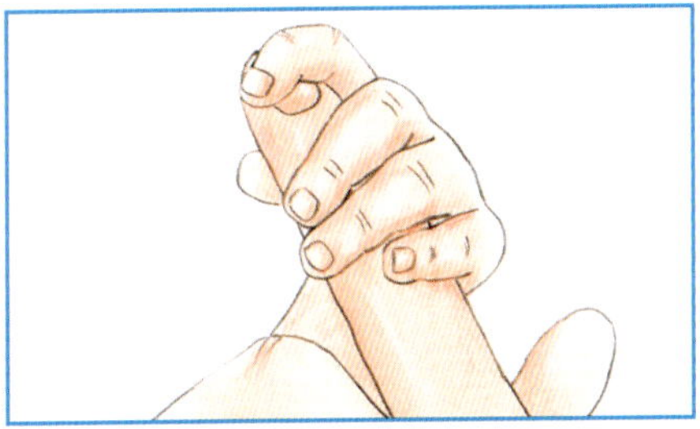

Greifreflex: Bei Berührung der Handinnenflächen schließt sich die Hand (schwächt sich nach 3 Monaten ab und verschwindet um das 1. Lebensjahr herum).

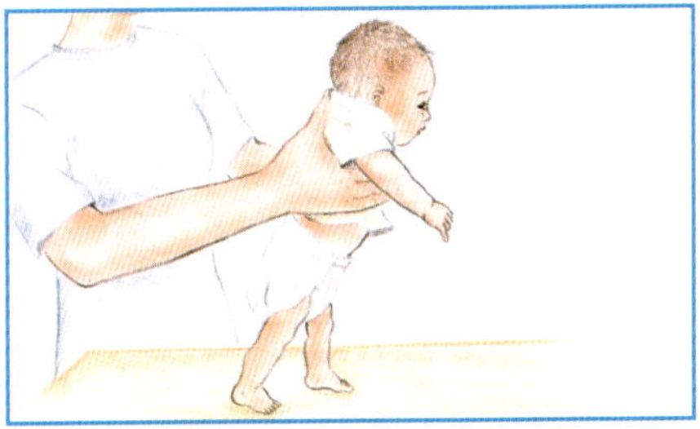

Schreitreflex: Wenn die Fußsohlen den Boden berühren, zeigt das senkrecht gehaltene Kind „Gehbewegungen" (verschwindet nach ca. 3 Monaten).

Meilensteine bis zum freien Laufen

In Bauchlage

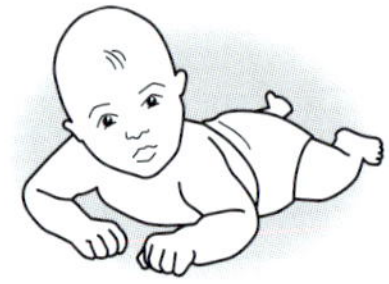

Das Kind liegt mit aufgestützten Ellbogen, das Becken liegt auf, Kopf und Unterschenkel sind abgehoben (regulär zum Ende des 3./4. Monats).

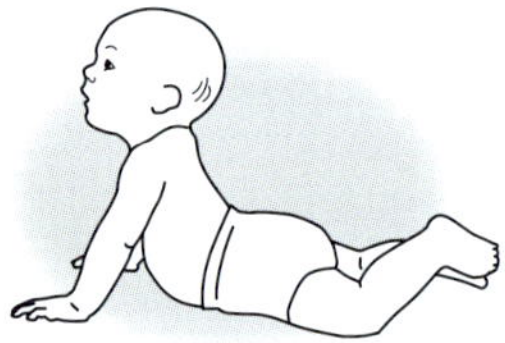

Das Kind stützt sich mit den Händen ab, es kann so den Kopf, die Brust, zeitweise auch den Bauch von der Unterlage abheben. Weiterhin sind die Unterschenkel locker angewinkelt und von der Unterlage abgehoben (regulär zum Ende des 6./7. Monats).

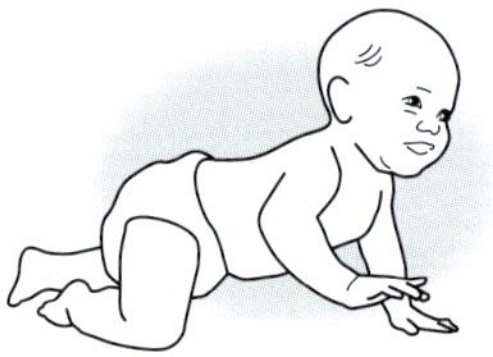

Das Kind „steht" auf Händen und Knien im Vierfüßlerstand, es wippt vor und zurück, daraus entsteht das erste Krabbeln (regulär im 9.–12. Monat).

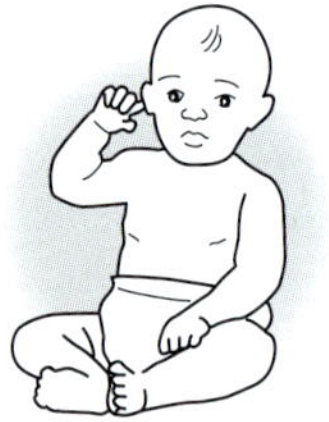

Aus dieser Position entwickelt das Kind das selbstständige Hinsetzen, es schiebt sich aus dem Vierfüßlerstand in den Seitsitz und dann in den Langsitz (regulär im 9.–12. Monat).

Das Kind zieht sich über den Halbkniestand (ein Bein wird vorgestellt) hoch zum Stehen (regulär im 9.–12. Monat).

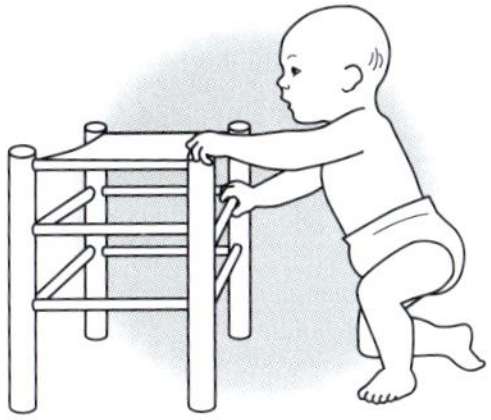

Das Kind spielt in der Hocke, dies dient der Entwicklung des freien Stehens und des Ausbalancierens des Körpers in aufrechter Position. Weiterhin entwickelt es so die Beinbeweglichkeit, die es zum Laufen braucht (regulär im 12.–16. Monat).

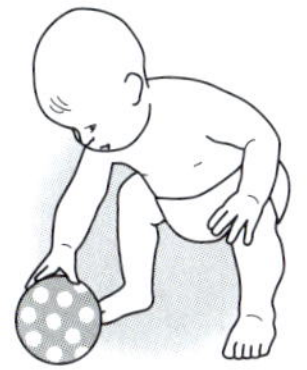

In Rückenlage

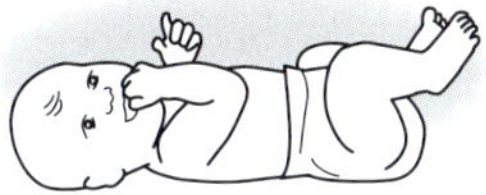

Das Kind liegt mit locker angewinkelten Armen und Beinen auf dem Rücken, der Rumpf ist gerade, die Arme und Beine befinden sich vor dem Körper. Der Kopf ist in Mittelstellung, er kann frei nach links und rechts gedreht werden. Hände und Füße machen Greifbewegungen, Hände werden betrachtet und zum Mund geführt: **Auge-Hand-Mund-Koordination** (regulär im 3./4.Monat).

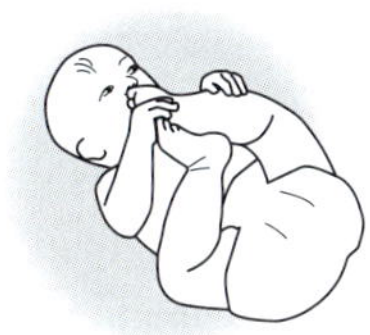

Das Kind hebt die Beine und Füße ständig vor seinen Körper. Es ergreift beide Füße, spielt mit den Füßen und steckt die Zehen in den Mund. **Auge-Hand-Fuß-Koordination.**
Es kann über die Körpermitte hinaus greifen und beginnt, sich zur Seite zu drehen.

Bald gelingt die **Drehung vom Rücken auf den Bauch** und damit die erste Fortbewegung (regulär im 6./7. Monat).
→ Ab hier fließen die Grundpositionen zusammen und der nächste Meilenstein der motorischen Entwicklung ist der Vierfüßlerstand.

1 BEWEGUNGSENTWICKLUNG IM ERSTEN LEBENSJAHR

1. Monat

Rückenlage

Kopf
In Ruhe: Das Kind kann den Kopf nach links oder rechts drehen und neigen, es liegt mit dem Gesicht zur Seite. Wach: Es zeigt den **Suchreflex**, d. h. Hinwendung zur Seite, an der die Wange berührt wurde. Es kann den Kopf für einige Sekunden in den Mitte halten und Personen kurz fixieren.

Rumpf
Das Kind kann den Rumpf zu beiden Seiten drehen oder biegen, auch kombiniert werden.
Moro-Reflex: Kind erschrickt bei lautem Geräusch oder starkem Licht und zeigt eine plötzliche Streckbewegung der Arme und Beine.

Obere Extremitäten (Arme, Hände, Finger)
Das Kind hat die Arme zumeist angewinkelt neben dem Kopf liegen, die Hände sind gefaustet.
Greifreflex: Hände umklammern ein angebotenes Greifobjekt und können nicht aktiv loslassen.

Untere Extremitäten (Beine, Füße, Zehen)
Die Beine sind im Hüftgelenk und Kniegelenk gebeugt, befinden sich aber noch zur Seite abgewinkelt, die Fersen berühren die Unterlage. Der **Greifreflex** ist auch an den Füßen auslösbar.

Bauchlage

Kopf
Das Kind dreht den Kopf nach beiden Seiten. Gegen Ende des 1. Monats kann es den Kopf kurz heben und dabei drehen.

Rumpf
Es hebt (bedingt durch die starke Beugung der Beine) das Becken von der Unterlage.

Obere Extremitäten (Arme, Hände, Finger)
Es liegt mit seitlich gebeugten Armen und gefausteten Händen. Gegen Ende des 1. Monats sind die Hände zeitweise geöffnet.

Untere Extremitäten (Beine, Füße, Zehen)
Es beugt und spreizt die Beine seitlich ab, zieht die Füße hoch.

Typische Neugeborenenhaltung

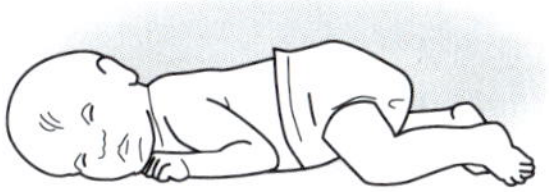

Beugehaltung

> **MERKE**
> Beim Hochheben des Kindes muss der Kopf gestützt werden!

2. Monat

Rückenlage

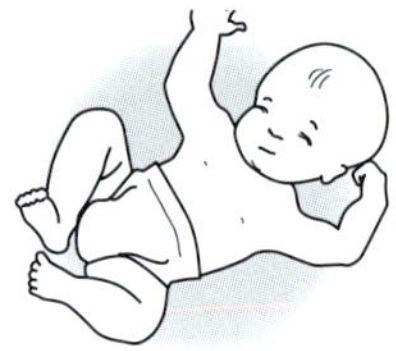

Erste Greifversuche

Kopf
Das Kind gewinnt zunehmend Kopfkontrolle, fixiert länger und kann in gewissem Umfang mit dem Kopf und Blick folgen.

Rumpf
Das Kind streckt sich bei **ersten (vergeblichen) Greifversuchen** mit dem ganzen Körper, es kann dabei auf dem Rücken noch kein Gleichgewicht halten und liegt daher unsicher in dieser Position. Dies nennt man die dystone (unsichere) Phase.

Obere Extremitäten (Arme, Hände, Finger)
Das Kind zeigt erste Greifbemühungen, beide Arme werden willentlich vom Körper weg gestreckt.

> **MERKE**
> Diese Streckung ist anders als Moro-Reflex, denn da geschieht die Streckung reflexartig. Der Moro-Reflex ist allerdings noch vorhanden.

Der **Greifreflex** wird schwächer, die Hände lassen sich leichter passiv öffnen, können aber vom Kind noch nicht willentlich geöffnet werden.
Das Kind greift nur, wenn ein Gegenstand die Hand berührt, es benutzt dabei die Finger und die Handfläche.
Wenn eine Hand greift, schließt sich auch die andere – die Hände funktionieren noch nicht unabhängig voneinander.

Untere Extremitäten (Beine, Füße, Zehen)

Auch die Beine zeigen Greifbemühungen (siehe Hände), d. h., beide Beine werden vom Körper weg gestreckt und die Zehen zeigen den **Greifreflex**.

Wie bei den Händen gelingt die Bewegung der Füße und Zehen nur gemeinsam.

Bauchlage

Kopf

Das Kind hebt den Kopf in Mittelstellung zunächst für eine kurze Zeit an, dann sinkt der Kopf wieder auf die Unterlage.

Es gewinnt an Sicherheit und Ausdauer, wenn es regelmäßige Gelegenheiten zum Üben bekommt.

Rumpf

Das Kind verlagert sein Körpergewicht mehr auf das Brustbein.

Obere Extremitäten (Arme, Hände, Finger)

Es stützt sich kurzzeitig auf die Unterarme, dabei sind die Hände noch gefaustet: **Unterarmstütz**.

Untere Extremitäten (Beine, Füße, Zehen)

Es zeigt eine geringer werdende Hüftbeugung, das Becken nähert sich der Unterlage. Das Kind fängt an, die Beine locker nach außen zu strecken.

3. Monat

Rückenlage

Kopf
Der Kopf kann willentlich gedreht und in Mittelstellung gehalten werden.

Rumpf
Das Kind hält Gleichgewicht in der Rückenlage und findet zunehmend seine Körpermitte.

Obere Extremitäten (Arme, Hände, Finger)
Es entdeckt die Hände und bringt die Hände vor der Körpermitte zusammen. Es spielt nun mit den Händen vor dem Gesicht. Der Greifreflex ist jetzt schwächer, das Kind kann die Hände willentlich schließen.
Das Baby „spielt" mit über ihm baumelnden Gegenständen (z. B. Trapez), indem es vor allem anfangs noch recht unkoordiniert dagegen schlägt.
Aus diesem Tun entwickelt es die **Auge-Hand-Koordination**, d. h., ein Sinneseindruck (Sehen) wird zunehmend bewusster mit einer gezielten Bewegung kombiniert. Beispiele: Die Hände betrachten und drehen. Spielgegenstände in Bewegung bringen und beobachten.
Diese neue Fähigkeit wird aus Freude am Tun ausdauernd wiederholt und damit geübt.

Untere Extremitäten (Beine, Füße, Zehen)
Das Baby beugt aktiv die Beine im Hüftgelenk und hebt sie von der Unterlage ab. Die Knie sind angewinkelt und die Füße berühren sich.

Bauchlage

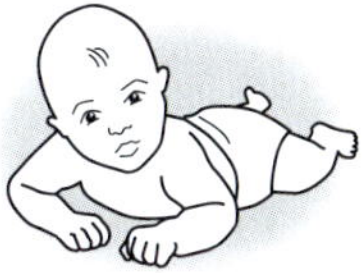

Ellbogenstütz

Kopf

Das Kind kann den Kopf gut anheben, länger und sicherer hochhalten und erweitert sein Blickfeld.

Rumpf

Es verlagert sein Körpergewicht in den Nabelbereich.

Obere Extremitäten (Arme, Hände, Finger)

Es stützt sich auf den Ellbogen ab und beginnt sich aufzurichten. Dabei sind die Arme seitlich vor dem Rumpf, es öffnet die Hände: **Ellbogen-Becken-Stütz**.
Noch kann es in Bauchlage nicht greifen.

Untere Extremitäten (Beine, Füße, Zehen)

Es liegt mit leicht angewinkelten und abgehobenen Unterschenkeln und fast flach aufliegendem Becken auf der Unterlage. Dabei berühren sich die Füße.

> **MERKE**
> Schreckhaftigkeit sollte zunehmend verschwinden, der Moro-Reflex nur noch selten beobachtbar sein.

4. Monat

Rückenlage

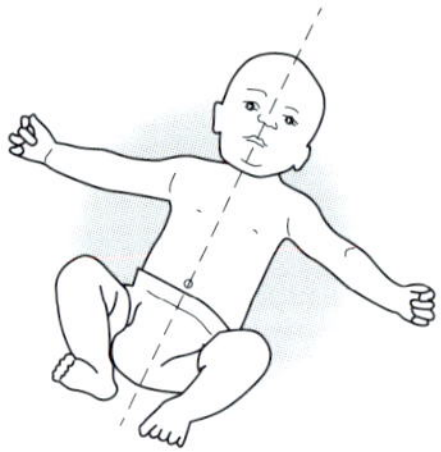

Symmetrische Lage

Kopf
Sichere Kopfkontrolle

Rumpf
Das Kind hält sicher Gleichgewicht auf dem Rücken.
Es liegt symmetrisch, d.h. es verläuft eine (gedachte) gerade Linie über Nase, Kinn, Brustbein, Bauchnabel und Schambein.

Obere Extremitäten (Arme, Hände, Finger)
Das Kind kann gezielt greifen, es greift im sogenannten **Faustgriff:** Alle Finger der Hand erfassen einen von der Seite angebotenen Gegenstand, dieser wird **in beide Hände** genommen und **mit dem Mund erkundet**. **Auge-Hand-Mund-Koordination:** Die Hände und alle ergriffenen Gegenstände werden auch mit dem Mund „erfahren".

Untere Extremitäten (Beine, Füße, Zehen)
Das Kind kann die Beine sind im Hüftgelenk stark beugen, es liegt in optimaler „Sitzposition" auf dem Rücken. Diese Position nimmt es scheinbar mühelos ein und kräftigt alle Muskelgruppen, die es später zum Sitzen braucht, ohne die Wirbelsäule zu stark zu belasten.
Die Füße zeigen parallel zu den Händen ebenso eine Greifbewegung. Wenn das Kind etwas mit den Händen ergreift, berühren sich auch die Füße.

> **MERKE**
> Sollte sich jetzt häufig eine Schieflage zeigen und eine bevorzugte Ausrichtung zu einer Seite ergeben, ist dies eine Auffälligkeit, die mit Fachleuten besprochen werden muss.

Bauchlage

Kopf
Das Kind kann sich sicher aufrichten und den Kopf in alle Richtungen drehen.

Rumpf
Es übernimmt das Körpergewicht auf den Bauch und kann Gleichgewicht halten.

Obere Extremitäten (Arme, Hände, Finger)
Das Kind stützt sich mit den Ellbogen vor der Schulterlinie ab und kann bald auch das Gewicht auf eine Seite verlagern. Auf diese Weise kann es einen Arm abheben und auch in Bauchlage mit der freien Hand greifen. Dabei zeigt es eine offene Handhaltung. **Sicherer Ellbogen-Becken-Stütz**

> **MERKE**
> Hier übt das Kind erstmals bewusst eine unsymmetrische Position und die Koordination von verschiedenen Bewegungen der rechten und linken Körperhälfte. Dies ist für die weitere Entwicklung unabdingbar.

> **MERKE**
> Wenn das Kind jedoch in Bauchlage die Arme nach hinten zieht und Probleme hat, den Kopf gezielt zu drehen, dann sollte dies mit Fachleuten besprochen werden.

Untere Extremitäten (Beine, Füße, Zehen)
Es beherrscht den sicheren Ellbogen-Becken-Stütz, da die Beugehaltung im Becken deutlich nachgelassen hat.
Für die seitliche Gewichtsverlagerung gibt ein leicht gebeugtes Knie die nötige Balance.

5. Monat

Rückenlage

Kopf
Wie zuvor, das Kind betrachtet nun auch die Beine und Füße.

Rumpf
Wie zuvor, es liegt in optimaler Sitzhaltung in Rückenlage und trainiert so die Bauchmuskulatur.

> **MERKE**
> Bitte das Kind nicht hinsetzen, die Wirbelsäule ist noch nicht stark genug!

Obere Extremitäten (Arme, Hände, Finger)
Das Kind fasst mit seinen Händen an die Beine.
Das Greifen gelingt immer gezielter – nun auch mit der Beteiligung des Daumens anstelle der Handinnenfläche.
Das Kind kann einen Gegenstand zwischen den Händen wechseln: Hand-Hand-Koordination
Dies bedeutet einerseits, dass der Greifreflex stark nachgelassen hat, ansonsten wäre das Loslassen der Gegenstände unmöglich. Andererseits zeigt diese Fähigkeit auch einen großen Schritt in der Gehirnentwicklung, denn nun arbeiten beide Gehirnhälften zusammen.

Untere Extremitäten (Beine, Füße, Zehen)
Wie zuvor, nur perfektioniert

Bauchlage

Kopf
Sichere Kopfkontrolle

Rumpf
Das Kind übernimmt das Körpergewicht und das Gleichgewicht vollständig mit dem Bauch. Es kann für eine kurze Zeit Arme und Beine gleichzeitig anheben: Sogenanntes **„Schwimmen" oder „Fliegen"**.

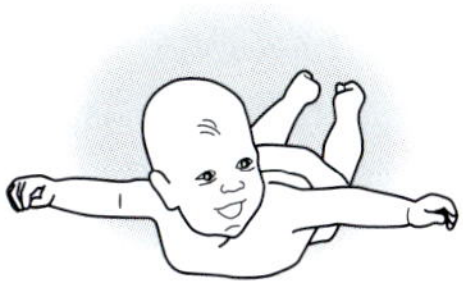

„Schwimmen"

Obere Extremitäten (Arme, Hände, Finger)
Das Kind streckt die Arme nach vorn und hebt ggf. auch beide Arme ab („Schwimmen" siehe oben). Die Hände sind jetzt zumeist geöffnet.
Es greift mit allen fünf Fingerspitzen, im **Zangengriff**. Dabei streckt es die Finger noch maximal, erst nach und nach entwickelt es eine dem Gegenstand angepasste Handöffnung.

Untere Extremitäten (Beine, Füße, Zehen)
Es liegt mit dem Becken und den Oberschenkeln auf der Unterlage. Die Knie sind gebeugt, die Unterschenkel abgehoben.

> **MERKE**
> Jetzt sollte das Kind nicht mehr schreckhaft sein.

6. Monat

Rückenlage

Kopf
Wie zuvor

Rumpf
Das Kind dehnt die Lendenwirbelsäule durch das Anheben der Beine und Füße vor die Brust/den Kopf. Dadurch hebt es auch den Po von der Unterlage.
Es beginnt mit seitlicher Gewichtsverlagerung.

Obere Extremitäten (Arme, Hände, Finger)
Es ergreift mit den Händen die Füße und spielt damit. Das Kind greift über die Körpermitte hinaus nach seitlich angebotenen Gegenständen (rechte Hand greift nach links und umgekehrt) und es verlagert auch sein Gleichgewicht in diese Richtung.

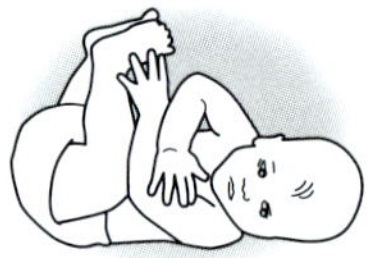

Beginnt sich zu drehen

Untere Extremitäten (Beine, Füße, Zehen)
Es hebt die Beine und Füße ständig vor seinen Körper und spielt mit seinen Füßen: **Auge-Hand-Fuß-Koordination**

> **MERKE**
> Weiterhin das Kind nicht hinsetzen, es verhindert das Training der Bauchmuskeln und staucht gleichzeitig die Wirbelsäule, besonders die Lendenwirbel.

Bauchlage

Kopf
Wie zuvor

Rumpf
Das Kind verlagert sein Gewicht weiter Richtung Becken, die Wirbelsäule ist gestreckt und die Brust ist von der Unterlage abgehoben:
Hand-Becken-Stütz

Obere Extremitäten (Arme, Hände, Finger)
Es stützt sich auf die geöffneten Hände und streckt die Ellbogen durch.

Untere Extremitäten (Beine, Füße, Zehen)
Es liegt mit leicht abgespreizten Oberschenkeln auf der Unterlage, die Unterschenkel befinden sich im Knie angewinkelt weiterhin von der Unterlage abgehoben.

> **MERKE**
> Die Hände sollten beim Stützen ganz geöffnet sein.

7. Monat

Rückenlage

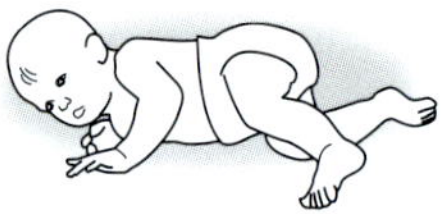

Dreht sich auf den Bauch

Kopf
Wie zuvor

Rumpf
Wie zuvor. Es zeigt einen aktive Dehnung der Lendenwirbelsäule und eine Gewichtsverlagerung in Richtung Kopf.
Das Kind dreht sich über beide Seiten vom Rücken auf den Bauch.

Obere Extremitäten (Arme, Hände, Finger)
Wie zuvor, weiter perfektioniert.
Beide Hände können gleich gut greifen – noch zeigt sich keine Dominanz einer Seite.

Untere Extremitäten (Beine, Füße, Zehen)
Das Kind erkundet die Füße mit dem Mund: **Auge-Hand-Mund-Fuß-Koordination**, siehe auch Meilensteine (Seite 9).

Bauchlage

Kopf
Wie zuvor

Rumpf
Das Kind versucht, vorwärts zu kommen, und hebt kurzzeitig den Bauch von der Unterlage. Dabei stützt es sich auf Knie und Arme. Obwohl es sich bemüht vorwärtszukommen, schiebt es sich rückwärts:
Hand-Oberschenkel-Stütz

Obere Extremitäten (Arme, Hände, Finger)
Das Kind stützt sich sicher auf die Arme. Es kann nun auch das Gleichgewicht zur Seite verlagern und einen Arm abheben, um etwas zu greifen:
Einhand-Knie-Stütz

Untere Extremitäten (Beine, Füße, Zehen)
Es verlagert sein Körpergewicht auf die Oberschenkel. Etwas später stützt es sich auch auf ein oder beide Knie, wenn es mit einer Hand greift.

8. Monat

Es fließen die beiden Grundpositionen Bauchlage und Rückenlage zusammen und ergänzen sich bei der nächsten Entwicklungsaufgabe: **Entwicklung von Fortbewegung und Aufrichtung**

Rückenlage

Fokus hier liegt nun auf der Entwicklung des „Sitzens", Kind bleibt nicht mehr in Rückenlage.

Kopf
Sichere Kopfkontrolle auch in aufgerichteten Positionen

Rumpf
Das Kind dreht sich über beide Seiten auf den Bauch und jetzt auch zurück (!) oder um die eigene Körperachse. Es dreht sich zur Seite und beginnt sich aufzurichten. Es spielt auf der Seite.

Obere Extremitäten (Arme, Hände, Finger)
Das Kind stützt sich mit dem unten liegenden Ellbogen und richtet sich seitlich auf.
Es spielt mit dem freien Arm und greift sicher und gezielt.
Kleine Gegenstände werden zunehmend mit den Fingern ergriffen, vor allem unter Beteiligung von Daumen, Zeigefinger und Mittelfinger: Beginn „Pinzettengriff".
Es kann mit jeder Hand einen Gegenstand halten, klopft sie vor der Körpermitte gegeneinander.

> **MERKE**
> Beide Hände sollten gleich gut greifen können.

Untere Extremitäten (Beine, Füße, Zehen)
Das Kind spielt in Seitenlage. Dabei ist das untere Bein gestreckt, das oben liegende Bein ist angewinkelt und stützt das Kind in dieser Position.

Bauchlage

Fokus hier nun auf der Vorbereitung der Fortbewegung

Kopf
Wie zuvor

Rumpf
Das Kind hebt den Rumpf komplett von der Unterlage.

Obere Extremitäten (Arme, Hände, Finger)
Es kann nun auch in Bauchlage mit einer Hand nach oben greifen.
Das Kind stützt sich auf die Hände und kann die Arme beugen und strecken. Es schiebt sich dabei nach hinten.
Es übt die seitliche Gewichtsverlagerung durch **Körperkreisen:**
Dabei dreht es sich in Bauchlage unter aktiver Beteiligung der Arme und Hände nach rechts und links und vergrößert so seinen Aktionsradius.
So entdeckt das Kind die **Seitenlage** und kann jetzt auch im Nah-Umfeld liegende Gegenstände erreichen und in dieser Position spielen.

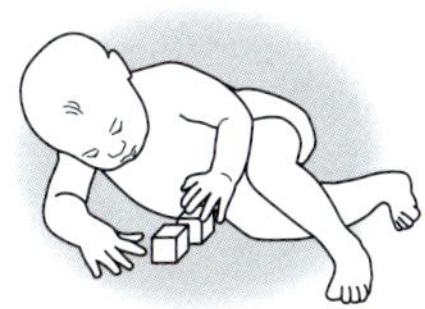
Spielt in Seitenlage

Untere Extremitäten (Beine, Füße, Zehen)
Es „steht" auf Knien (und Händen), beherrscht aber in dieser Position noch nicht die seitliche Gewichtsverlagerung.
Das Kind spielt in **Seitenlage**: Die auf der Unterlage befindlichen Extremitäten sind gestreckt, die „freie" obere Körperhälfte kann somit gebeugt werden.

9. Monat

Rückenlage → Sitzen

Kopf
Wie zuvor

Rumpf
Das Kind richtet sich über die Seite zum Sitzen auf. Noch sitzt es schräg, d. h., die Beine befinden sich neben dem Körper.
Es stützt sich auf eine Hand und erreicht in der nächsten Zeit zunehmend eine aufrechte Sitzhaltung.

> **MERKE**
> Auch jetzt das Kind nicht passiv hinsetzen – besser ist es abzuwarten, bis es allein diese Position einnehmen kann.

Obere Extremitäten (Arme, Hände, Finger)
Es kann seine Hände willentlich öffnen, damit beginnt das Wegwerfspiel, d. h., das Kind lässt Gegenstände bewusst fallen, es hat Freude an der Wiederholung dieser Tätigkeit.
Hier sollte die Bezugsperson mitspielen, indem sie den Gegenstand wiederholt anreicht, denn durch das bewusste Fallenlassen von Gegenständen erwirbt das Kind wichtige physikalische und räumliche Informationen. Dies ist ein ganz wichtiger Beitrag zur kognitiven Entwicklung.
Der Greifreflex ist völlig verschwunden.

Untere Extremitäten (Beine, Füße, Zehen)
Das Kind wechselt vom handgestützten Seitsitz in den **Vierfüßlerstand** und zurück. Dadurch trainiert es Abstützreaktionen und Gleichgewicht.

Bauchlage → Fortbewegung

Kopf
Wie zuvor

Rumpf
Das Kind beginnt zu „robben".

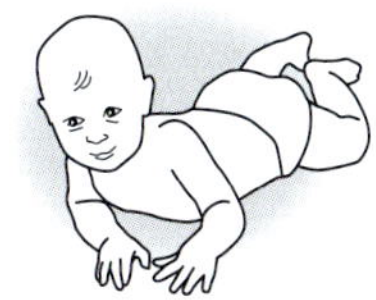
„Robben"

Obere Extremitäten (Arme, Hände, Finger)
Es zieht sich mit den gebeugten Unterarmen vor. Oft wird ein Arm bevorzugt verwendet.
Die Fähigkeit, im **Pinzettengriff** zu greifen, wird nun ausgiebig geübt, indem das Kind alle am Boden liegenden Fussel und Krümel mit Daumen und Zeigefinger ergreift und untersucht (gern auch mit dem Mund).

Untere Extremitäten (Beine, Füße, Zehen)
Es beteiligt die Beine beim Robben noch wenig.

10. Monat

Rückenlage → Sitzen

Kopf
Wie zuvor

Rumpf
Das Kind wechselt zwischen Vierfüßlerstand und Seitsitz und richtet sich im Seitsitz zunehmend auf. Es beginnt zu krabbeln (siehe 10. Monat Bauchlage).

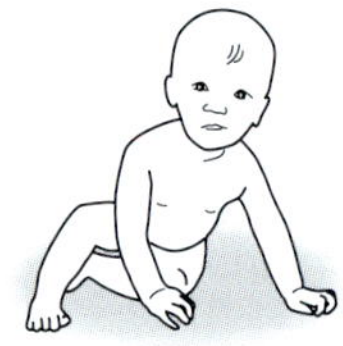

Seitsitz

Obere Extremitäten (Arme, Hände, Finger)
Das Kind stützt sich im Seitsitz mit einem Arm ab.
Es nutzt die freie Hand zum Spielen, schüttelt Gegenstände, befühlt und untersucht Dinge. Aus vielen Greifversuchen entwickelt es zunehmend eine angemessene Kraft beim Festhalten eines Gegenstands und eine dem zu greifenden Gegenstand angepasste Handöffnung, d. h., die Finger werden nicht mehr maximal gestreckt, um zuzugreifen.

Untere Extremitäten (Beine, Füße, Zehen)
Das Kind sitzt nun immer mehr mit einem angewinkelten und einem gestreckten Bein, die Beine sind vor dem Körper. Es kann so recht gut das Gleichgewicht halten und zeigt nötigenfalls Abstützreaktionen mit den Händen.

Bauchlage → Krabbeln

Kopf
Wie zuvor

Rumpf
Das Kind kommt auch aus der Bauchlage in den **echten Vierfüßlerstand** und beginnt, vor und zurück zu wippen. Dabei gelingt es ihm zunehmend, sein Gewicht gleichmäßig zu verteilen. Erste, **unkoordinierte Krabbelversuche** gelingen.

Obere Extremitäten (Arme, Hände, Finger)
Es übt die Gleichgewichtsübernahme und die seitliche Gewichtsverlagerung, um abwechselnd je eine Hand zu entlasten – als Vorbereitung zum Krabbeln.

Untere Extremitäten (Beine, Füße, Zehen)
Es übt die Gleichgewichtsübernahme und die seitliche Gewichtsverlagerung, um abwechselnd je ein Bein zu entlasten – als Vorbereitung zum Krabbeln

11. Monat

Rückenlage → Sitzen

Kopf
Wie zuvor

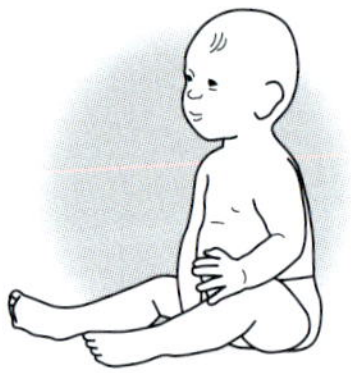
Langsitz

Rumpf
Das Kind setzt sich über die Seite in den **Langsitz** und sitzt frei. Der Rücken ist gerade, es kann sich vorbeugen und zur Seite strecken, um nach einem Gegenstand zu greifen.

Obere Extremitäten (Arme, Hände, Finger)
Das Kind benutzt Arme und Hände zum Erreichen der Sitzposition, kann dann frei mit beiden Händen spielen.
Es greift kleine Dinge nun sehr geschickt mit Daumen und gebeugtem Zeigefinger.

Untere Extremitäten (Beine, Füße, Zehen)
Das Kind sitzt mit leicht angewinkelten Beinen völlig frei.
Meist sitzt das Kind jedoch nur kurzzeitig, denn es hat einen großen **Bewegungsdrang** und wechselt daher häufig und gern seine Position.

Bauchlage → Krabbeln / Laufen

Kopf
Wie zuvor

Rumpf
Das Kind **krabbelt gut koordiniert im Kreuzgang** (siehe Extremitäten).
Es beginnt, sich mithilfe der Hände und Arme an Wänden, Möbeln und anderen Gegenständen **aufzurichten** und probiert den Stand (siehe Seite 35).

Obere Extremitäten (Arme, Hände, Finger)
Es krabbelt gut koordiniert im Kreuzgang, dabei bewegt es abwechselnd den linken Arm und das rechte Bein, anschließend den rechten Arm und das linke Bein vor.
Es beginnt, sich mithilfe der Hände und Arme an Wänden, Möbeln und anderen Gegenständen aufzurichten und probiert den Stand.
Es benötigt die Hände als Halt bei ersten **seitlichen Gehversuchen**.

Untere Extremitäten (Beine, Füße, Zehen)
Es krabbelt im Kreuzgang (siehe Obere Extremitäten).
Die Füße sind im Fußgelenk noch gebeugt.
Es stellt immer mal ein Bein seitlich gebeugt auf (Vorbereitung Bärengang und Stehen)
Es „steht" im **Kniestand** an Möbeln.
Es beginnt aufrecht mit Halt zu stehen.
Es probiert **erste Schritte auf der Stelle** und bald auch zur Seite. Dabei hält es sich mit den Händen an Möbeln fest.

MERKE

Die meisten Kinder bewegen sich zunächst krabbelnd fort. Es gibt allerdings auch Kinder, die andere Fortbewegungsformen entwickeln und nicht krabbeln (z. B. Porutschen, Rollen, Schlangenbewegungen).

MERKE ⚠

Durch das Aufrichten besteht eine erhöhte Unfallgefahr, wenn das Kind versucht, sich an losen Gegenständen festzuhalten! Beispielsweise kippt es mit Möbelstücken um oder zieht an der Tischdecke und verbrüht sich so an heißen Getränken.

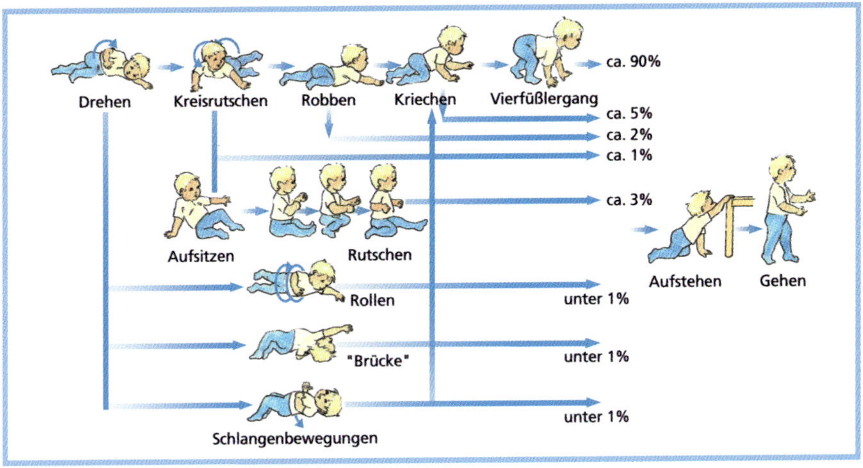

Viele Wege führen zum Gehen. Neue Untersuchungen zeigen, wie unterschiedlich „normale" Entwicklung" verlaufen kann (Abb. modifiziert nach Largo, R. H., Kinderjahre, 2009).

12. Monat

Rückenlage → Sitzen

Kopf
Wie zuvor

Rumpf
Wie zuvor, weitere Perfektionierung

Obere Extremitäten (Arme, Hände, Finger)
Wie zuvor, weitere Perfektionierung
Das Kind kann nun auch zwei kleine Gegenstände mit einer Hand ergreifen und kurzzeitig in einer Hand halten.

Untere Extremitäten (Beine, Füße, Zehen)
Wie zuvor, weitere Perfektionierung

> **MERKE**
> Bitte keine Lauflernhilfe verwenden! Dieses scheinbare Hilfsmittel verzögert das Laufenlernen, weil das Kind darin nie erlernt, Gleichgewicht zu halten. Zudem besteht das Risiko von gefährlichen Verletzungen durch (Treppen-)Stürze.

> **TIPP**
> Es ist Geduld gefragt, denn die ersten freien Schritte gelingen nicht genau zum ersten Geburtstag.

Rückenlage → Krabbeln / Laufen

Kopf
Wie zuvor

Rumpf
Das Kind perfektioniert die Fortbewegung und trainiert so Muskeln und Gelenke.
Es kann nun sicher auch über Hindernisse hinweg krabbeln und erklimmt krabbelnd auch Treppen.

Obere Extremitäten (Arme, Hände, Finger)
Wie zuvor, es stärkt mit dem Krabbeln die Muskeln in den Armen.

Untere Extremitäten (Beine, Füße, Zehen)
Das Kind krabbelt nun mit gestrecktem Fuß, d. h., Fußrücken und Unterschenkel bilden eine Linie.
Das Kind richtet sich weiter auf und entdeckt den **Bärengang**, dabei läuft es auf Händen und Füßen.
Aus dieser Position probiert es die **Hockhaltung**, d. h., es steht mit gebeugten Beinen und hat die Hände frei.
Schließlich richtet es sich frei auf zum Stand. Irgendwann ist es dann soweit: Das Kind geht **erste freie Schritte**.

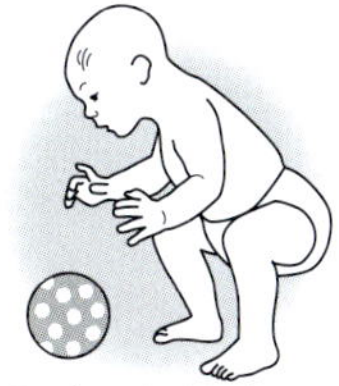

Spielt in der Hocke

> **MERKE**
> Häufig kann man bei Kindern, die gerade laufen gelernt haben, eine „Überaufrichtung" beobachten, d. h., sie gehen auf ihren Zehenspitzen. Für die Anfangsphase des Laufens ist dies völlig normal – sollte es aber längerfristig bestehen (über mehrere Monate), dann ist dies eine Auffälligkeit, die mit Fachleuten besprochen werden muss.

2 BEWEGUNGSENTWICKLUNG IM ZWEITEN LEBENSJAHR

Im Folgenden wird beim Blick auf die Entwicklung zwischen

- **Feinmotorik** und
- **Grobmotorik**

unterschieden. Dabei geht es bei der Grobmotorik um die gesamte Körperbewegung des Kindes und bei der Feinmotorik vor allem um die Entwicklung der Handgeschicklichkeit.

In besonderem Maß ist die Herausbildung von Fähigkeiten und Fertigkeiten davon abhängig, welche Möglichkeiten dem Kind gewährt werden und wofür es Interesse entwickelt. Dadurch können sich große Unterschiede ergeben.

Tests zur Beurteilung der motorischen Entwicklung

Dieser KurzCHECK orientiert sich an erprobten Entwicklungstests (siehe Liste Seite 62), um relevante und valide motorische Fähigkeiten darzustellen.
Einige weitere Aspekte wurden ergänzt, weil sie heute zum motorischen Repertoire von Kindern gehören, z. B. Entwicklung im Umgang mit „Fahrzeugen".

2. Lebensjahr I (12.–15. Monat)

Grobmotorik

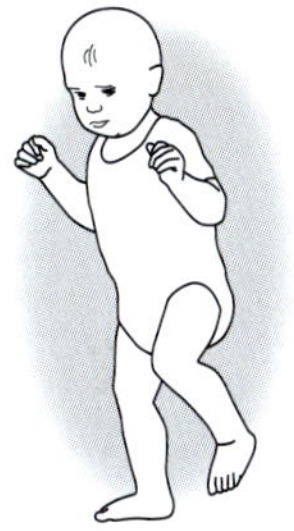

Erste freie Schritte

Die ersten freien Schritte wirken, als falle das Kind von einem Bein auf das andere. Sie erinnern eher an „sportliches Laufen“ anstelle von Gehen. Im Bewegungsablauf sind folgende Merkmale zu beobachten:
Das Kind läuft etwas nach vorn gebeugt los, es setzt reflexartig ein Bein vor das andere.
Es hat Schwierigkeiten anzuhalten und kann diese Bewegung erst stoppen, wenn es etwas zum Festhalten erreicht – oder es fällt hin.
Das Kind tritt flach mit der ganzen Fußsohle auf, es rollt nicht ab.
Die Wirbelsäule und die Hüften wirken noch unbeteiligt und erscheinen steif.
Das Kind hält zunächst Gleichgewicht mithilfe der erhobenen Arme und Hände.
Mit zunehmender Sicherheit lässt das Kind die Arme sinken, bis sie schließlich seitlich hängen.
(Erst viel später schwingen die Arme mit.)

Entwicklungsfortschritte
Das Kind übt das Gehen aus eigener Motivation heraus, aus Freude an der neu gewonnenen Fähigkeit.
Es gewinnt Sicherheit beim Laufen und kann bald auch sicher anhalten.
Viele Kinder entwickeln Freude am Umgang mit „Rutschfahrzeugen“.
Aus den tapsigen ersten Schritten entwickelt sich bis zum 3. bzw. 4. Lebensjahr ein ausgereifter aufrechter Gang, in den eine Rotation von Wirbelsäule und Hüfte integriert ist.
Die Voraussetzungen hierzu hat das Kind schon viel früher geschaffen, indem es durch Rollen, Kriechen und Krabbeln die Beweglichkeit trainiert hat.

2. Lebensjahr I (12.–15. Monat)

Feinmotorik

Nun gewinnt die Erkundung von **Funktionen der Gegenstände** an Bedeutung. Das Kind probiert bestimmungsgemäße (ggf. von Bezugspersonen abgeguckte), aber auch zufällig erfundene Funktionen von Alltagsgegenständen aus, z. B.:

- Rühren und Essen mit dem Löffel,
- Klopfen mit dem Löffel,
- es betätigt Lichtschalter und freut sich über den Effekt,
- es erkundet Drehknöpfe an Heizung, Stereoanlage o. a.

Alltagstätigkeiten

Das Kind zeigt mit dem Zeigefinger, kann damit auch kratzen oder bohren, also differenzierte Bewegungen mit einem „isolierten" Finger ausführen.

Das Kind beherrscht nun das Greifen und Loslassen sicher, es kann Gegenstände bewusst ablegen oder hergeben.

Es benutzt den Daumen und Zeigefinger (**Pinzettengriff**), um kleine Gegenstände oder Fussel aufzuheben.

Es benutzt den Pinzettengriff auch zum selbstständigen Essen (z. B. Brotstückchen, kleingeschnittenes Obst).

Es beginnt selbst mit dem Löffel zu essen, benutzt dabei den **Faustgriff** oder **Quergriff**, d. h., die ganze Hand umschließt den Löffelstiel. Es kleckert noch viel.

Handdominanz wird sichtbar: Es gebraucht häufiger die dominante Hand.

> **MERKE** ⚠
> Eine Linkshändigkeit sollte unbedingt akzeptiert werden!

Spiel

Es klopft Gegenstände aneinander.
Es hat Freude am Ein- und Ausräumen von Dingen (neben der eigenen Spielkiste sind Schränke und Schubladen ein attraktives Spielobjekt).
Erstes Türmchenbauen aus zwei Bauklötzen, hier ist das zielgerichtete Ablegen des zweiten Klötzchens die Entwicklungsaufgabe.
Das Kind kann eine sogenannte Ring- oder Scheibenpyramide aufbauen, dabei steckt es die Scheiben noch in ungeordneter Reihenfolge auf den Stab.
Das Kind kann auch im Pinzettengriff mit Daumen und Zeigefingerspitze sicher loslassen. Es kann somit kleine Dinge in Behälter mit kleinen Öffnungen einfüllen, *z. B. Murmeln oder Erbsen in eine Flasche sammeln.*

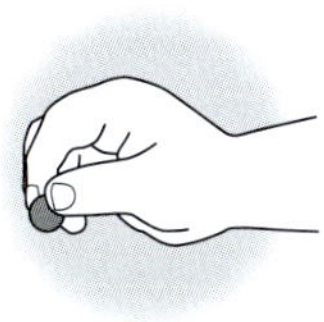

Pinzettengriff

Malentwicklung

Noch nicht relevant. Eventuell erstes begleitetes Ausprobieren mit Fingerfarben oder Malseife/ Rasierschaum beim Baden.

TIPP

In diesem Alter sind die verschiedensten ungefährlichen Alltagsmaterialien ein ideales Spielzeug: Küchenschwämme, Topf und Rührlöffel, ungekochte Nudeln, aber auch Stöckchen, Kastanien, Tannenzapfen u. a. bieten vielfältige Wahrnehmungs- und Experimentiererfahrungen. Eine größere Menge gleichförmiger Bausteine sind erst später für größere Bauwerke wichtig.

2. Lebensjahr II (15.–18. Monat)

In dieser Entwicklungsphase steht die ganzkörperliche Bewegung als vorrangige Beschäftigung im Vordergrund, das Kind verfeinert dadurch die Bewegungen mit dem ganzen Körper.

Grobmotorik

Das Kind kann nun (ohne sich festhalten zu müssen) frei aufstehen, losgehen und anhalten.
Das Kind geht noch „breitbasig" (= Füße weit voneinander entfernt).
Es entdeckt Interessantes im Umfeld und geht zielgerichtet darauf zu.
Hier wird das Zusammenspiel der verschiedenen Entwicklungsbereiche deutlich – die **kognitive Entwicklung** ist der Auslöser für Bewegung.
Es schiebt einen (Kinder-)Wagen mit guter Balance, er dient nicht mehr als Gehhilfe.
Es ist nun so sicher beim Gehen, dass es gern leichte, größere Gegenstände herumträgt: Kissen, Polster und leere Kartons sind willkommen. Dabei übt es das Gehen und wird schneller, sicherer und geschickter.
Treppenstufen werden noch krabbelnd erklommen.

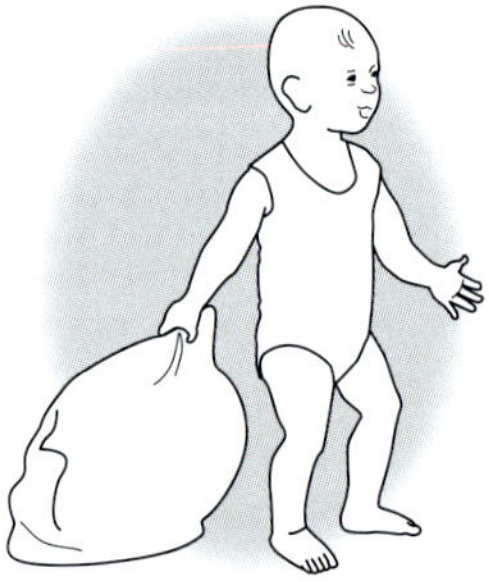

Transportiert große Gegenstände

Feinmotorik

Alltagstätigkeiten

Das Kind beginnt, selbstständig aus einer Tasse zu trinken. Dabei geht zunächst viel daneben, weil es erst das angepasste Kippen des Trinkgefäßes üben muss.
Es kann einfache Umverpackungen öffnen und z. B. Bonbons auspacken. *(Leider wird die Möglichkeit dazu im Zuge der zugeschweißten Plastikfolien geringer.)*
Das Kind kann vorsichtig einzelne Bilderbuchseiten umblättern.

Spiel

Das Kind gewinnt Interesse am Spiel mit einer Formenbox oder einfachen Einlegepuzzles. Dabei liegt sein Interessenschwerpunkt auf dem wiederholbaren Ausprobieren der Funktion: Wo passt die Form?

Malentwicklung

Das Kind beginnt zu kritzeln, wenn es einen Stift bekommt – es ahmt damit das Verhalten Erwachsener nach.

2. Lebensjahr III (18.–21. Monat)

Jetzt hat das Kind im grobmotorischen Bereich viel Sicherheit gewonnen. Es beginnt zunehmend auch **„Werkzeuge"** zu gebrauchen, d.h. Alltagsgegenstände werden interessant und vielfältig ausprobiert, siehe Feinmotorik (nächste Seite).

Grobmotorik

Das Kind hat Sicherheit beim Laufen gewonnen:
Es kann aus dem Gehen anhalten und gehockt Dinge vom Boden **aufheben**.
Es kann einen großen oder mehrere kleine **Gegenstände tragen**.

Das Kind probiert erste Varianten des Gehens:
Es kann ein kurzes Stück **rennen**.
Es geht einige Schritte **rückwärts oder seitwärts**.
Es kann mit Festhalten am Geländer / durch Begleitperson **Treppenstufen steigen**.

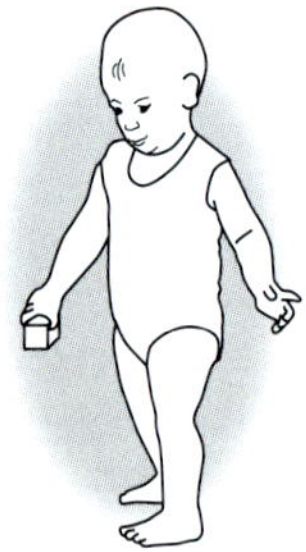

Geht sicher

Feinmotorik

Alltagstätigkeiten

Dem Kind gelingt es, einen Reißverschluss zu öffnen. *Hier ist die angemessene Kraftdosierung beim Ziehen wichtig.*
Es isst selbstständig mit dem Löffel, braucht aber beim Essen noch viel Zeit.
Es entwickelt Interesse an verschiedensten „Werkzeugen" und probiert spielerisch deren Funktion: *Schlüssel drehen, Klopfen mit dem Hammer u.v.m.*

> **TIPP**
> Eine Kinderküche/Werkbank ist jetzt interessant. Dies lässt sich auch einfach aus Pappkartons herstellen.

Spiel

Es entwickelt Sicherheit im Türmchenbauen und legt jetzt 4 Klötzchen aufeinander, dies gelingt mit klassischen Holzbausteinen.
Das Kind baut Steckbausysteme auseinander, das Zusammenstecken ist noch zu schwer.
Das Kind kann einen Ball o.Ä. werfen, es wirft noch nicht richtungsbestimmt.

Malentwicklung

Es malt mit kräftigem Druck Kritzelformen oder haut mit dem Stift auf das Papier, hierbei entstehen Punkte und Löcher. Dazu halt es den Stift im Faustgriff oder Quergriff mit nach unten zeigendem Daumen (einwärtsgedrehter Quergriff).

> **TIPP**
> Besonders geeignet sind jetzt gute Wachsmalstifte oder Wachsmalblöcke ohne Plastikhülse.

2. Lebensjahr IV (21.–24. Monat)

Grobmotorik

Das Kind probiert neue Bewegungen oder Varianten:
Dem Kind gelingen erste „Hüpfer" mit flachem Fuß, wenn es an beiden Händen gehalten wird oder sich festhalten kann.
Es kann einen Ball mit einem Fuß „kicken" ohne umzufallen. Dies sind erste Anfänge zur Gleichgewichtsübernahme auf einem Bein.
Es kann in Kauerstellung spielen, ohne das Gleichgewicht zu verlieren.
Es kann nun recht gut klettern und hat Freude daran, Möbel, Spielgeräte, Mauern, Leitern u. Ä. zu erklimmen.

> **MERKE** ⚠
> Beim Klettern besteht eine erhöhte Unfallgefahr durch Abstürze! Das Kind besitzt noch keine Gefahreneinschätzung und könnte über Stühle o. Ä. die Brüstungshöhe vom Balkon oder einem offenen Fenster überwinden!

Feinmotorik

Alltagstätigkeiten

Das Kind kann immer besser Reißverschlüsse öffnen und beginnt, selbst erste Kleidungstücke auszuziehen.
Es ahmt Alltagshandlungen nach und möchte dazu die entsprechenden Gegenstände benutzen: *Haare kämmen, Hände waschen, Schnee schaufeln, Gras rechen, Kochen, Staub saugen o. Ä.*

Spiel

Das Kind hat Freude am gemeinsamen Spiel im Sandkasten, dabei wiederholt es mit Unterstützung einer Bezugsperson kleine Handlungsabläufe und übt feinmotorische Genauigkeit: *Eimer oder Förmchen füllen, Sandkuchen „backen" und zerstören.*
Es baut Türme aus 4–6 Klötzchen. Das Kind kann große Perlen auf einen Draht oder dünnen Schlauch aufstecken – ein Faden ist noch zu weich und kann noch nicht erfolgreich verwendet werden.

> **TIPP**
> Schnürsenkel mit einem festen Anfangsstück sind ideal, um die Fähigkeiten schrittweise zu verfeinern.

Malentwicklung

Das Kind kritzelt auf Papier, dabei hält es den Stift noch im oberen Bereich mit dem Faustgriff oder Quergriff (siehe 18.–21. Monat). Der Arm wird noch nicht abgelegt, die Bewegung des Stiftes erfolgt aus dem Schulter- und Ellbogengelenk heraus. Die Funktion der Hand beschränkt sich auf das Greifen. Das Handgelenk wird noch nicht in die Bewegung einbezogen.

> **TIPP**
> Geeignet sind jetzt Wachsmalblöcke, kurze dicke Buntstifte oder dicke Pinsel.

3 DER WEITERE VERLAUF DER BEWEGUNGSENTWICKLUNG

3. Lebensjahr I (24.–30. Monat)

Grobmotorik

Das Kind geht balancesicher.
Es kann einige Meter **rennen**.
Es kann **Treppen steigen**, ohne sich festhalten zu müssen, dabei geht es im Nachstellschritt.
Es kann mit Festhalten am Geländer / an einer Begleitperson Treppen abwärts gehen.
Dem Kind gelingen **Hüpfer und Beidbeinsprünge** vom Boden, mit flachen Füßen.
Es kann aus dem Laufen heraus spontan anhalten.
Dem Kind gelingt das **Ballwerfen** jetzt zunehmend richtungsbestimmt und auch über Kopf.

Feinmotorik

Alltagstätigkeiten

Das Kind benutzt zum Essen nun auch eine Gabel, hält diese im **Quergriff** mit gestrecktem Zeigefinger (siehe Malen). Es ist so sicher beim Gehen, dass es nun auch vorsichtig Gegenstände transportieren kann. *Es hilft gern beim Tischdecken und kann einzelne Geschirrteile zum Tisch bringen.*

Spiel

Es kann Gegenstände zusammenstecken und probiert, in kleine Öffnungen die Finger oder Stifte und Stöckchen zu stecken.

> **MERKE**
> Jetzt besteht erhöhte Unfallgefahr bei Steckdosen!

Das Kind baut Türme aus 6–8 Klötzchen. Es kann Steckbausteine nun zusammensetzen und baut erste Zufallswerke. Es hat Freude daran, Dinge **umzufüllen** und lernt dabei viel über Mengen, Gewicht, Volumen des Materials und der Gefäße.

> **TIPP**
> Zum Umfüllen braucht es nur Alltagsmaterial wie Schüsseln, Becher, Eimer und Wasser, Sand, kleine und größere Steine, Kastanien oder Bohnen. Eine Schaufel oder ein Messlöffel sind willkommene Hilfsmittel.

Malentwicklung

Es „malt" weiterhin im **Quergriff**, jetzt aber mit gestrecktem Zeigefinger, der eine bessere Stiftkontrolle ermöglicht.
Es malt Rundformen und Spiralen.

Quergriff mit gestrecktem Zeigefinger

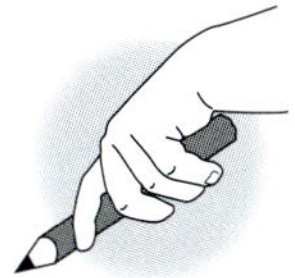

3. Lebensjahr II (30.–36. Monat)

Grobmotorik

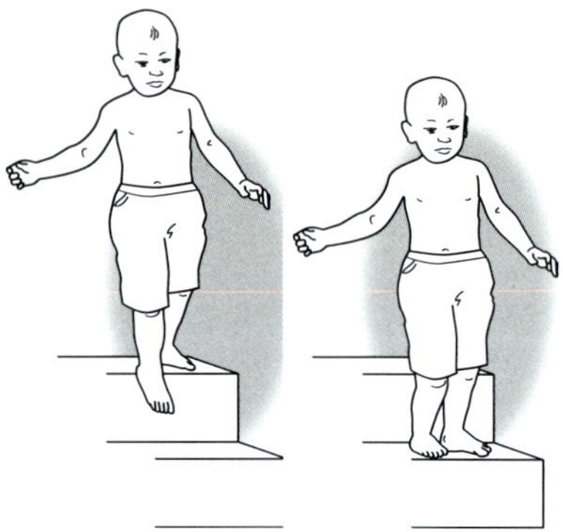
Treppab im Nachstellschritt

Das Kind geht im Nachstellschritt frei Treppen abwärts.
Es geht ein paar Meter auf den Zehenballen.
Anders als beim ersten Laufen wird diese Stellung nun bewusst eingenommen und wieder beendet.
Es rennt ein längeres Stück.
Es gelingt ihm ein Hüpfer oder Beidbeinsprung von einer **Treppenstufe**, anfangs mit leichter Hilfe, bald auch allein. *Mauervorsprünge und Stufen sind jetzt eine beliebte Übungseinheit.*
Es kann mit Anlauf einen Sprung über eine Linie meistern.
Es verfügt über ausreichend Balance, um eine kurze Zeit mit geschlossenen Augen und im Fußschlussstand zu stehen.
Es lernt (wenn es Gelegenheit dazu bekommt) mit Tretfahrzeugen zu fahren oder fährt Laufrad.
Es kann einen großen, weichen, langsam zugeworfenen Ball mithilfe des Rumpfs und den Armen fangen.

Feinmotorik

Alltagstätigkeiten
Dem Kind gelingt es, einfache Kleidungsstücke allein anzuziehen.
Es gießt Flüssigkeiten von einem Gefäß in ein anderes, dabei läuft noch viel über.

> **TIPP**
> Daher ist es sinnvoll, das Umgießen draußen oder in der Badewanne zu ermöglichen.

Das Kind kann mit den Händen/Fingern Schraub- und Drehbewegungen ausführen, *z. B. Wasserhahn auf-/zudrehen, Schlüssel im Schloss drehen, lockere Flaschenverschlüsse öffnen und schließen.*

> **TIPP**
> Ein Sortiment von leeren Dosen mit verschiedenen Schraubdeckeln oder ggf. entsprechende Spielzeuge können die Fähigkeit des Drehens weiter ausbauen, denn hier entwickelt sich die Beweglichkeit im Handgelenk und in den Fingern, die für das spätere Schreibenlernen gebraucht wird.

Spiel

Es kann immer besser richtungsbestimmt werfen. Jetzt können gemeinsame Werf- und Fangspiele die Fähigkeit fördern.

> **TIPP**
> Zielwerfen mit Steinen/Stöckchen in aufgemalte Formen, Boccia, Werfen auf Zielscheiben mit Klett-Oberfläche oder eine einfache Kissenschlacht sind Varianten zu klassischen Ballspielen.

Das Kind baut dreidimensionale Bauwerke aus Holz- oder Steckbausteinen. Hier entwickelt sich das räumliche Vorstellungsvermögen.

Malentwicklung

Das Kind faltet Papier zusammen. Dabei achtet es noch nicht auf Genauigkeit.
Es beginnt nun den **Pinselgriff** zum Malen zu benutzen. Dies stellt eine Weiterentwicklung der Greifweise dar: Die Finger halten nun das Malwerkzeug, der Arm wird auch jetzt noch nicht abgelegt.
Das Kind zeichnet vorgemalte senkrechte und waagrechte Striche ab.
Es zeichnet Linien und geschlossene Kreise.

4. Lebensjahr

Grobmotorik

Das Kind zeigt ein **ausgereiftes Gangbild**, das breitbasige Gehen ist verschwunden, die Arme schwingen beim Gehen mit.
Es **geht Treppen selbstständig** – erst frei treppauf mit Fußwechsel, später auch frei treppab mit Fußwechsel.
Es kann **auf einer breiten Linie laufen** und beginnt zu balancieren, eventuell zunächst mit Hilfe.
Dem Kind gelingen **mehrere Hüpfer oder Beidbeinsprünge** hintereinander (ca. 5).
Es kann für eine kurze Zeit **auf einem Bein stehen**, dies gelingt auf einer Seite (= dominante Seite) besser als auf der anderen.
Es gelingen **einzelne Hüpfer auf einem Bein** (auch hier ist die dominante Seite besser).
Das Kind fährt Roller, da es nun über genügend Balance verfügt und ein Standbein und ein Anschwungbein koordinieren kann.

TIPP
Ermöglichen Sie dem Kind, häufig Roller oder Laufrad zu fahren, um das Gleichgewicht zu trainieren. ABER: Achtung bei Gefällestrecken – Kinder verlieren bei zunehmender Geschwindigkeit die Kontrolle über ihr Fahrzeug und vergessen das Bremsen.

Feinmotorik

Alltagstätigkeiten

Das Kind **zieht Kleidung selbstständig an**, braucht nur Hilfe bei komplizierteren Sachen, z. B. Strumpfhose, Hemd mit kleinen Knöpfen. Es öffnet und schließt einfache Knöpfe an der Kleidung. Es wäscht und trocknet seine Hände selbstständig.

Spiel

Das Kind kann einen Turm aus 9 Holzklötzchen aufbauen.

Es kann einen großen Ball mit den Händen vor dem Körper fangen und einen kleinen Ball dann fangen, wenn es die Hände zur einer Schale form.

Es kann aus Knetmasse verschiedene Formen erstellen (z. B. Kugel und Schlange). *Dies erfordert eine sehr genaue Kraftdosierung, da die Knetmasse ja nur in der vorgesehenen Weise „verformt" werden soll.*

> **TIPP**
> Knetmasse selbst herstellen: siehe Seite 63

Malentwicklung

Das Kind kann einen Kreis abzeichnen und Punkte mit gerader Linie verbinden. Es probiert mit einer Schere zu schneiden. Zunächst produziert es mit Freude Schnipsel, später gelingt das (noch grobe) Ausschneiden von Formen.

Es benutzt nun zum Malen und Zeichnen vorrangig den „**Pinselgriff**", dabei halten vorrangig die Finger und der Daumen das Malwerkzeug. Aber auch jetzt wird der Arm noch nicht abgelegt.

Es versucht eine menschliche Figur zu zeichnen, zunächst als sogenannten „Kopffüßler" (aus 3 Teilen, z. B. Kopf und Beine).

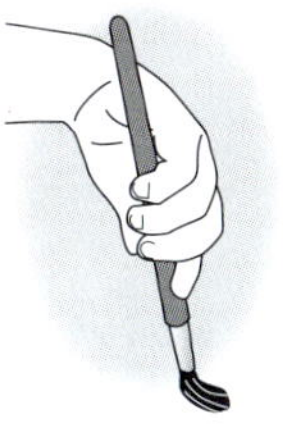

„Pinselgriff"

5. Lebensjahr

Grobmotorik

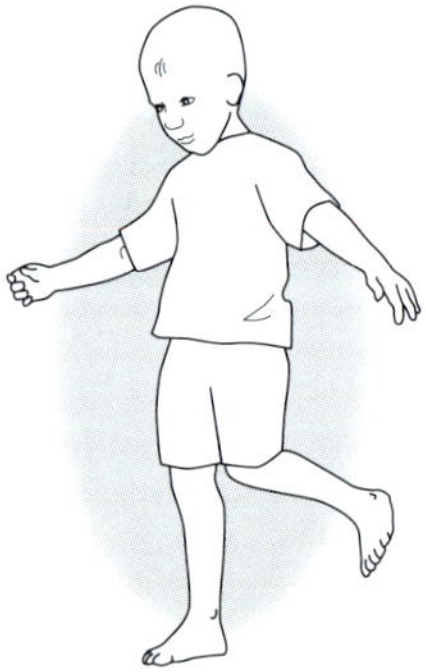

Einbeinstand

Das Kind kann schnell rennen (30 m **Schnelllauf** in 15 Sekunden sollten gelingen).
Es kann seitlich springen (5 **Seitsprünge** über eine Linie).
Es kann aus dem Stand mit geschlossenen Beinen ungefähr 50 cm weit springen.
Es kann auf dem linken und rechten Bein je 5 Sekunden Balance halten (**Einbeinstand**).
Es gelingen je 2 Hüpfer auf einem Bein.
Auf einem Trampolin kann es dosiert springen (fest bzw. wenig) und zeigt eine angepasste Körperspannung (nicht zu schlaff / nicht verkrampft).
Das Kind sollte ohne Abstützen der Arme aus dem Schneidersitz aufstehen können.
Es kann planvoll klettern (= gute Körperkoordination der Hände und Füße).
Es übt **Fahrradfahren**.

> **TIPP**
> Beim Fahrradfahren ist es wichtig, auf Stützräder zu verzichten, denn damit wird eine falsche Technik eingeübt. Stützräder vermitteln kein Gefühl für Balance. Besser ist als Vorstufe zum Fahrrad das Laufrad.

Feinmotorik

Alltagstätigkeiten

Das Kind schmiert sein Brot selbstständig.
Es gelingt ihm, mit Messer und Gabel zu essen.
Es fädelt einen Faden in eine Nadel ein.
Es kann einen Knoten machen.
Es kann mit einer Hand mehrere kleine Gegenstände einsammeln.
Das Kind hilft gern bei Haushaltstätigkeiten mit und sollte viel Gelegenheit dazu bekommen.

> **TIPP**
> Obst und Gemüse schneiden, Teig kneten, ausrollen, formen u.a. ist auch für Kinder, die nicht gern basteln, ein Übungsfeld, um die Feinmotorik weiterzuentwickeln.

Spiel

Das Kind hat eine gute Fingerbeweglichkeit und lernt Fingerspiele. Dabei kann es auch komplizierte Bewegungsabläufe mitmachen.
Es kann würfeln und Figuren auf einem Brettspiel zielsicher aufsetzen. Es entwickelt ein Interesse an einfachen Brettspielen.
Es kann Werk- und Bastelarbeiten mit Schere, Kleber und verschiedensten Materialien nach eigenem Plan oder nach Vorlagen umsetzen.
Es kann nun exakter ausschneiden und schneidet mit der Schere auf der Linie (gerade und Schlangenlinien).
Es kann gleichzeitig mit jeder Hand eine andere Bewegung ausführen.
Isolierte Fingerbewegungen mit jeder Hand sollten möglich sein (Daumen berührt nacheinander jeden anderen Finger dieser Hand, von Zeigefinger zum kleinen Finger und umgekehrt).

Malentwicklung
Das Kind kann Linien kreuzen und zeichnet ein Kreuz ab. Es beginnt, einen Stift im **Dreipunktgriff** zu halten und kann beim Malen Begrenzungen einhalten.

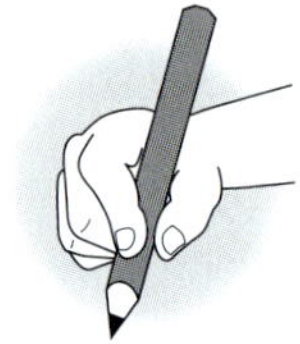

Korrekte Stifthaltung im Dreipunktgriff

> **MERKE**
> Dreipunktgriff: Der Stift ruht auf dem gebeugten Mittelfinger und wird seitlich von Daumen und gebeugtem Zeigefinger gehalten. Die Bewegung erfolgt als Einheit der beteiligten Finger und bei kleinen Bewegungen idealerweise aus den Fingergelenken heraus. Bei größeren Flächen ist das Handgelenk beteiligt. Die sichere Stiftführung erfordert einen angemessen Druck, keinesfalls ein verkrampftes Festhalten (siehe auch Kapitel 4).

> **TIPP**
> Dicke dreieckige Buntstifte unterstützen die korrekte Handhaltung.

Das Kind legt den Unterarm beim Malen auf die Unterlage ab, dies hat es bei Erwachsenen „abgeguckt".
Es malt erste Schrägen.
Es kann Papierschnipsel reißen, wenn es verstanden hat, wie man die Hände gegenläufig bewegt.
Dem Kind gelingen nach Anleitung erste einfache Papierfaltarbeiten.
Es beginnt gegenständlich zu zeichnen, z.B. Häuser, Bäume.
Seine Männchenzeichnung ist nun differenzierter (mind. 6-teilig), siehe rechts.

Männchenzeichnung

> **MERKE**
> Die Männchenzeichnungen sind in diesem Alter immer auch ein Abbild der Wahrnehmung des eigenen Körpers. Das Kind zeichnet also so, wie es sich selbst wahrnimmt – beispielsweise können fehlende Hände ein Zeichen für geringe Bedeutsamkeit derselben sein.

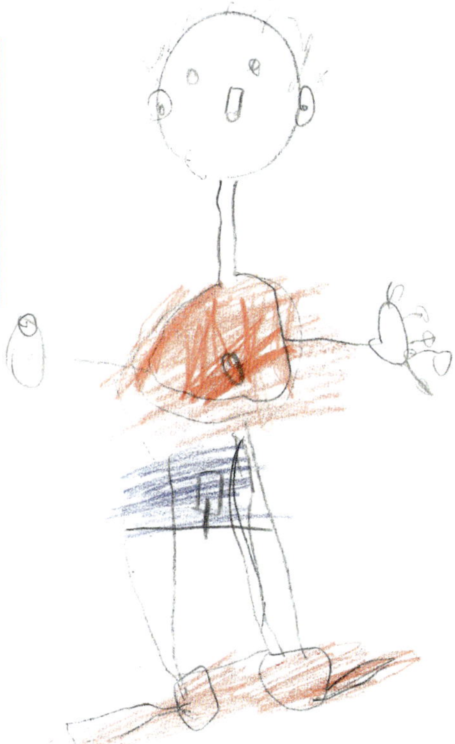

Selbstbild eines fünfjährigen Jungen (differenzierte Körperwahrnehmung in schnellen Strichen gemalt)

6. Lebensjahr

Grobmotorik

Das Kind kann balancieren, der sogenannte „Seiltänzergang" sollte ihm vorwärts und rückwärts mindestens einen Meter weit gelingen.
Es kann aus dem Stand 20 cm hoch springen.
Es ist noch schneller beim Rennen geworden (30 m Schnelllauf in 10 Sekunden).
Es kann mit geschlossenen Beinen eine Serie von Sprüngen vollführen (10 Schlusssprünge vorwärts).
Der Einbeinstand gelingt jetzt auch 10 Sekunden lang auf jedem Bein. Auf der dominanten Seite ist er sicherer.
Nun gelingen je 5 Einbeinhüpfer vorwärts.
Es kann mindestens 10 Sekunden auf den Zehen stehen (Zehenballenstand).
Es kann eine Strecke von 5 Metern auf Fersen gehen.
Es kann auf einer Schaukel selbst Anschwung holen.
Es kann recht sicher Fahrrad fahren und hat Ausdauer für kleinere Touren mit einem Erwachsenen.
Allein im Straßenverkehr ist es noch überfordert.

Feinmotorik

Alltagstätigkeiten

Das Kind versucht, Schleifen zu binden.
Es lernt, Wolle aufzuwickeln und zu weben, zu flechten u.a., wenn es das Material angeboten bekommt.
Es erlernt schnitzen, sägen u.a., wenn es über entsprechende Werkzeuge verfügen darf.

Spiel

Das Kind ist in der Lage, mit einer Pinzette kleine Dinge aufzunehmen.
Es spielt Mikado oder andere Geschicklichkeitsspiele.

Malentwicklung

Das Kind kann seinen Namen in DRUCKBUCHSTABEN schreiben – einige Buchstaben sind eventuell noch spiegelverkehrt.
Es schneidet immer genauer aus, jetzt gelingt auch das Ausschneiden von Zickzacklinien und komplizierteren Konturen.
Es verwendet beim Malen die Formen aus den Grundelementen der Buchstaben (waagrechte und senkrechte kurze Striche, schräge Striche, Rundformen, Bögen).
Es reiht Formen zu Mustern aneinander.

TIPP

Alle *freien* Formen eines gestalterischen Ausdrucks des Kindes sind jeglichen vorgefertigten Vorlagen vorzuziehen. ABER: Wenn die Malentwicklung gar nicht eigeninitiativ betrieben wird, können die „Marburger Graphomotorischen Übungen“ im Jahr vor der Einschulung eine gute und gezielte Vorbereitung auf das Schreibenlernen sein.

7. Lebensjahr

In diesem Alter hat das Kind die motorische Schulreife. Zur allgemeinen Schulreife gehören natürlich auch die kognitiven, sozial-emotionalen und sprachlichen Anteile der Entwicklung.

Grobmotorik

Das Kind ist sicher in seinen Bewegungen: Gehen, laufen, rennen, hüpfen, springen, klettern, schaukeln u.a. sind nun automatisiert.
Es ist neugierig auf neue Bewegungsformen und entwickelt eigene Ideen und Regeln.
Es kann sich bei Bewegungsspielen mit anderen koordinieren: Zusammenspielen und Zusammenstöße vermeiden (z.B. beim Fußball).
Es verfügt über ein gutes Gleichgewicht, balanciert auch über längere Strecken, fährt sicher Fahrrad.
Es ist gut orientiert, kennt seinen Schulweg und beachtet einfache Verkehrsregeln zu seinem eigenen Schutz.

Feinmotorik

Alltagstätigkeiten

Das Kind hat nun Konzentration und Ausdauer bei feinmotorischen Arbeiten.
Die Selbstständigkeit beim An- und Ausziehen ist gegeben. Es kann selbst Schnürsenkel binden.

> **TIPP**
> Klettverschlüsse an Schuhen sind zwar praktisch, verzögern aber diese Fähigkeit ggf. über Jahre – irgendwann ist es peinlich, immer noch nicht Schnürsenkel binden zu können.

Spiel

Das Kind ist motorisch geschickt bei Kartenspielen: Es kann Karten austeilen, auf der Hand halten und einzeln ablegen (motorische Reife). Es kann warten, bis es dran ist, und auch mal verlieren (sozial-emotionale Reife). Es kann mit Bällen variantenreich umgehen: verschiedene Wurftechniken, beidhändiges und einhändiges Fangen in verschiedenen Positionen, Ball prellen u. a.

Malentwicklung

Das Kind beherrscht eine korrekte Stifthaltung im Dreipunktgriff. *Ideal sind die sogenannten „dreieckigen" Stifte, weiterhin dickere Stifte, eventuell unterstützt eine Griffhilfe die richtige Stifthaltung.*
Das Kind fertigt differenzierte Zeichnungen an.
Es kann alle Grundmuster der Schrift (Druckbuchstaben, Zahlen) einzeln erfassen und in angemessener Größe und richtiger Raumlage (ab-)zeichnen.
Ihm gelingen gleichmäßiges, flächiges Ausmalen und die Beachtung von Begrenzungen.

> **MERKE**
> Beim Zeichnen kommt es weniger auf die genaue Abbildung des Realgegenstands an, sondern auf die Wiedergabe von Details: Hat ein Haus ein schräges Dach, Fenster, Türen, kleine Details?

4 NORMAL ODER SCHON AUFFÄLLIG? HINWEISE ZUR EINORDNUNG VON BEOBACHTUNGEN

Grobmotorik

Bei der Beurteilung der grobmotorischen Fähigkeiten ist es wichtig, das Zusammenspiel der beiden Körperhälften und die **Körperspannung** des Kindes im Blick zu haben. Sind beide Seiten gleich entwickelt? Wirkt das Kind eher schlaff oder angespannt? Kinder mit wenig Körperspannung müssen immer eine besondere Anstrengung vollbringen, um motorische Anforderungen zu meistern, weil sie einen entsprechenden Muskeltonus erst herstellen müssen, daher sind sie oft eher „Bewegungsmuffel". Kinder mit hoher Körperspannung bewegen sich im Allgemeinen gern, sie wirken wie ein „Flummi", sind oft überschießend in ihren Bewegungen und stoßen öfters an.

Weiterhin sind die **Wahrnehmung**, vor allem der taktil-kinästhetische Bereich (Berührungsempfinden) und der vestibuläre Bereich (Gleichgewichtssinn) von Bedeutung:

- Wirkt das Kind überempfindlich gegenüber Berührungsreizen?
- Wirkt es unempfindlich?
- Wird ihm schnell schlecht oder verträgt sein Gleichgewichtssinn extrem viel?
- Erscheint es ungeschickt und rempelt unabsichtlich?
- Erscheint es ängstlich und vermeidet motorische Anforderungen?

Feinmotorik

Bei der Entwicklung der Feinmotorik ist es wichtig, bei den zunehmenden Fähigkeiten nicht nur das WAS, sondern auch das WIE zu beachten. Es gibt Kinder, die sich jeder feinmotorischen Aufgabe am liebsten entziehen, aber auch solche, die sich den Aufgaben stellen, obwohl sie sie mit großer Anstrengung durchführen. Beispielhaft sei hier das Malen genannt. Ein toll gemaltes oder aber oberflächlich gekritzeltes Bild sagt noch zu wenig über die Art und Weise des Entstehens aus. Die **Beobachtung des Herstellungsprozesses** kann Aufschluss über mögliche Probleme geben:

- Wie ist die Motivation? Eigenmotiviert, Fremdbestimmt?
- Wie ist die Stifthaltung? Hält das Kind den Stift sehr fest?
- Wie dosiert es die Kraft der Hand und der Finger?
- Woher kommt die Bewegung? Aus der Schulter, dem Ellbogengelenk, dem Handgelenk, den Fingergelenken?
- Wie zielgenau arbeitet das Kind? (Auge-Hand-Koordination)
- Wie arbeiten die Hände zusammen? (Hand-Hand-Koordination)
- Ist eine Handdominanz deutlich erkennbar?
- Wie ist es um die Hand- und Fingergeschicklichkeit bestellt? (taktil-kinästhetische Wahrnehmung)

Auffälligkeiten sollten beachtet und mit Fachleuten (Erzieherinnen, Ergotherapeutinnen, Kinderärztinnen) besprochen und abgeklärt werden, denn die „scheinbar kleinen Eigenheiten" könnten sich zu erheblichen Lernproblemen auswachsen.

> **MERKE**
> Es würde den Rahmen dieses Buches sprengen, an dieser Stelle ausführlich die Diagnostik und Förderung motorischer Auffälligkeiten darzustellen. In der Literaturliste Seite 62 finden sich Anregungen und weiterführende Hinweise.

Literatur

Emmi Pikler: Laßt mir Zeit. Die selbständige Bewegungsentwicklung des Kindes bis zum freien Gehen. Untersuchungsergebnisse, Aufsätze und Vorträge. 4. Auflage. Pflaum Verlag, München 2001

Barbara Zukunft-Huber: Die ungestörte Entwicklung Ihres Säuglings. 3. Auflage. Trias Verlag, München 2010

Ernst J. Kiphard: Wie weit ist ein Kind entwickelt. Eine Anleitung zur Entwicklungsüberprüfung. 12. Auflage. Verlag Modernes Lernen, Dortmund 2006

Britta Holle: Die motorische und perzeptuelle Entwicklung des Kindes. 5. Auflage. Beltz Verlag, Weinheim 2011

Sabine Pauli, Andrea Kisch: Geschickte Hände, wacher Verstand. So fördere ich mein Kind. Feinmotorik spielerisch entwickeln. Urania Verlag, Freiburg 2001

Rainer Jaszus, I. Büchin-Wilhelm, M. Mäder-Berg, W. Gutmann: Sozialpädagogische Lernfelder für Erzieherinnen und Erzieher. 2. Auflage. Holland und Josenhans Verlag, Stuttgart 2014

Gudrun Kesper, Cornelia Hottinger: Mototherapie bei Sensorischen Integrationsstörungen. 7. Auflage. Reinhardt Verlag, München 2007

Tests zur Beurteilung der motorischen Entwicklung

MOT 4–6 – Motoriktest für vier- bis sechsjährige Kinder (nach R. Zimmer und M. Volkamer)

KTK – Körperkoordinationstest für Kinder (nach F. Schilling und E. J. Kiphard)

SI-Motodiagnostik® – Sensorisch-integrative Motodiagnostik (nach G. Kesper, C. Hottinger)

Um eine angemessene Beurteilung abgeben zu können, sollten nur ausgebildete und erfahrene Tester diese genannten Tests durchführen und auswerten.

Tipps zur Förderung der Feinmotorik

Selbst gemachte Knete

- 200 g Mehl
- 70 g Salz
- 10 g Zitronensäure oder Weinsteinsäure oder Alaun
- 2–3 EL Öl
- 150–200 ml kochendes Wasser
- Lebensmittelfarbe

Die Zutaten miteinander vermischen, so entsteht eine Knete mit toller Konsistenz. Sie fühlt sich angenehm an und ist direkt formbar. Luftdicht verschlossen ist sie lange haltbar.

Man kann fertige Knetprodukte 1–2 Tage trocknen lassen und anschließend im Backofen backen (1–2 Stunden bei 120 °C). Sie eignen sich dann gut als Zubehör für die Spielküche und den Kaufladen.

Von der Verwendung von Alaun wird verschiedentlich abgeraten, Alternativen stehen zur Verfügung. ABER: Die Knete ist sowieso aufgrund des hohen Salzgehalts ungenießbar, denn Salz ist in höheren Dosen giftig. Der Geschmack schreckt in aller Regel vom Verzehr ab, dennoch sollte darauf geachtet werden, dass Kinder keine größeren Mengen (mehr als 1 Teelöffel) davon essen.

Malen/Schreiben

Friedhelm Schilling: Spielen, Malen, Schreiben. Marburger Graphomotorische Übungen. Verlag Modernes Lernen, Dortmund – *zweiteiliger Vorlagen-Block*

Sabine Pauli, Andrea Kisch: Geschickte Hände, wacher Verstand. So fördere ich mein Kind. Feinmotorik spielerisch entwickeln. Urania Verlag, Freiburg – *mit vielen Anregungen*

Bildquellen

Mock-Eibeck, Anja, Biedenkopf: S. 55
Timm, Gabriele, Kaarst: S. 6; 7; 33

Alle nicht aufgeführten Zeichnungen von Frau Galas, Elisabeth, Bad Breisig

Das Werk ist Teil der Reihe KurzCHECK Sozialpädagogik. Außerdem erhältlich: *KurzCHECK Sprachliche Entwicklung* (Bestell-Nr. 4720); *KurzCHECK Kognitive Entwicklung* (Bestell-Nr. 4723)

ISBN 978-3-582-04721-0 Best-Nr. 4721

Verlag Handwerk und Technik GmbH,
Lademannbogen 135, 22339 Hamburg; Postfach 63 05 00, 22331 Hamburg – 2018
E-Mail: info@handwerk-technik.de – Internet: www.handwerk-technik.de

Layout: alias.medienproduktion GmbH, 12526 Berlin
Satzausführung: alias.medienproduktion GmbH, 12526 Berlin
Umschlagbild: Fotolia Deutschland, www.fotolia.de, Berlin: Liddy Hansdotti
Druck: Elbe Druckerei Wittenberg GmbH, 06886 Wittenberg